BEI GRIN MACHT SICH IHR WISSEN BEZAHLT

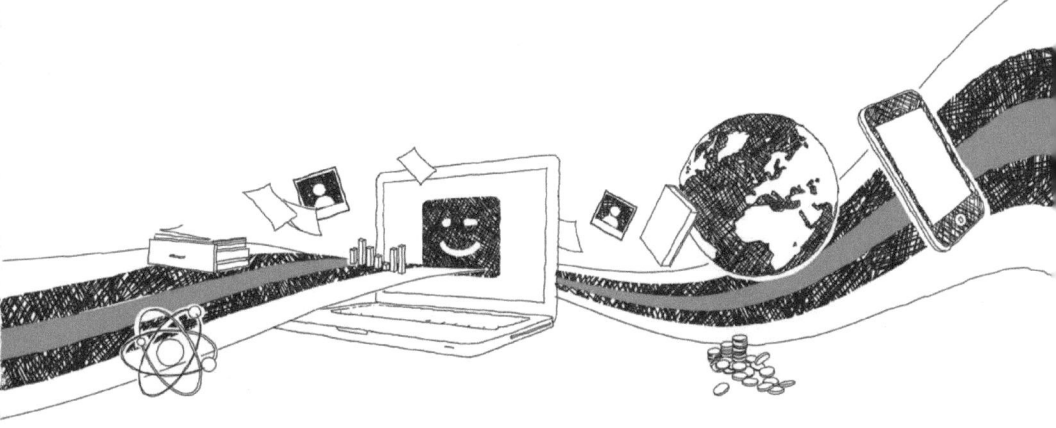

- Wir veröffentlichen Ihre Hausarbeit, Bachelor- und Masterarbeit

- Ihr eigenes eBook und Buch - weltweit in allen wichtigen Shops

- Verdienen Sie an jedem Verkauf

Jetzt bei www.GRIN.com hochladen und kostenlos publizieren

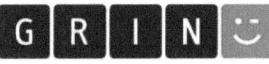

Pflege und Kommunikation bei Menschen mit Locked-in-Syndrom

Ines Schwab

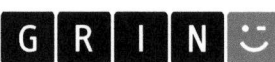

Bibliografische Information der Deutschen Nationalbibliothek:

Die Deutsche Nationalbibliothek verzeichnet diese Publikation in der Deutschen Nationalbibliografie; detaillierte bibliografische Daten sind im Internet über http://dnb.d-nb.de abrufbar.

ISBN: 9783346480538
Dieses Buch ist auch als E-Book erhältlich.

© GRIN Publishing GmbH
Nymphenburger Straße 86
80636 München

Alle Rechte vorbehalten

Druck und Bindung: Books on Demand GmbH, Norderstedt Germany
Gedruckt auf säurefreiem Papier aus verantwortungsvollen Quellen

Das vorliegende Werk wurde sorgfältig erarbeitet. Dennoch übernehmen Autoren und Verlag für die Richtigkeit von Angaben, Hinweisen, Links und Ratschlägen sowie eventuelle Druckfehler keine Haftung.

Das Buch bei GRIN: https://www.grin.com/document/1118839

| Schule für Allgemeine Gesundheits- und Krankenpflege |
| am Bildungszentrum der Gemeinnützigen Salzburger Landeskliniken |

Pflege und Kommunikation bei Menschen mit Locked-in-Syndrom

schriftliche Fachbereichsarbeit

Salzburg, 18.05.2017

eingereicht von:
Ines Schwab

Abstract:

Im folgenden Text wird das relativ seltene Krankheitsbild, das Locked-in-Syndrom beschrieben mit all seinen pflegerischen Problemen. Ein Großteil unserer Gesellschaft weiß nicht warum dies auftritt, was in den betroffenen vorgeht oder ob diese kommunizieren können. All diese Fragen werden in meiner Fachbereichsarbeit behandelt. Betroffene fühlen sich „wie in sich eingeschlossen" da das Verständnis noch vorhanden ist und auch lesen möglich ist, jedoch können sie sich nicht verbal äußern. Gefangener im eigenen Körper zu sein und dies bei vollem Bewusstsein mitzubekommen, ist ein Umstand, der niemanden kalt lässt. Pflegeschwerpunkte auf einer Intensivstation, wie Atmung, Ernährung, Mobilisation und die Prophylaxen, um schwerwiegende Probleme zu meiden, unterscheiden sich kaum von einem normal intensivpflichtigen Patienten, was jedoch nicht heißt das diese unwichtig sind. Ganz im Gegenteil, all diese Faktoren sind für das überleben des Betroffenen wichtig.

Um die Lebensqualität des Betroffenen so gut wie möglich aufrechtzuhalten, verwendet man Therapiekonzepte wie, Basale Stimulation oder das Bobath-Konzept, welches individuell auf den Patienten abgestimmt wird.

Darf man dem Betroffenen das Grundrecht auf Kommunikation verwehren? Natürlich nicht, es gibt zum Glück einige Möglichkeiten um mit Locked-in-Syndrom Patienten zu kommunizieren. Sei es die allbekannte Buchstabentafel, wo Buchstaben nach Häufigkeit seiner Verwendung gereiht sind oder sei es die schon vorhandene Hightech „Badekappe", die mittels eines EEG quasi Gedankenlesen kann.

Keywords: Locked-in-Syndrom; Wachkoma; Intensivpflege;

Inhaltsverzeichnis

1. **Einleitung** 2
2. **Medizinische Grundlagen des Locked-in-Syndroms** 4
   - 2.1 Definition 4
     - 2.1.1 Inkomplettes LiS 4
     - 2.1.2 Totales LiS 4
     - 2.1.3 Klassisches LiS 4
   - 2.2 Ursache und Symptome 4
   - 2.3 Differentialdiagnose 5
   - 2.4 Therapie und Prognose 5
   - 2.5 Historischer Hintergrund 5
3. **Pflegerische Schwerpunkte beim Locked-in-Patienten auf der Intensivstation.** 6
   - 3.1 Atmung 6
   - 3.2 Ernährung 7
   - 3.3 Mobilisation 9
   - 3.4 Prophylaxen 10
4. **Therapiekonzepte für Betroffene** 12
   - 4.1 Therapiekonzept nach Bobath 12
     - 4.1.1 Entwicklung 12
     - 4.1.2 Was bedeutet Bewegung? 13
     - 4.1.3 Häufigste Probleme und Gegenmaßnahmen 14
     - 4.1.4 Betroffenen bewegen und mobilisieren 15
   - 4.2 Basale Stimulation 18
     - 4.2.1 Definition und Entwicklung 18
     - 4.2.2 Wahrnehmung 18
     - 4.2.3 Professionelle Berührung 20
5. **Kommunikation** 21
   - 5.1 Kommunikation auf der Intensivstation 22
   - 5.2 Kommunikation bei LiS-Patienten 23
     - 5.2.1 Allgemeines 23
     - 5.2.2 Kommunizieren per „Badekappe" 24
     - 5.2.3 Zukunftsvision - Chip im Gehirn 25
   - 5.3 Die Geschichte von Karl-Heinz Pantke 26
6. **Schlusswort** 28

Literaturverzeichnis 31
Abbildungsverzeichnis 32

1. Einleitung

Schon als ich die Ausbildung zur Heimhelferin absolvierte fesselte mich dieses Krankheitsbild sehr. Kennengelernt habe ich dieses durch den Film „Schmetterling und Taucherglocke". Der Betroffene Jean-Dominique, faszinierte mich wie er dieses so grausam wirkende Krankheitsbild durchstand. In diesem Film hatte man beide Perspektiven, die des Betroffenen und die seiner Umgebung, deswegen ist es schwer sich nicht hinein fühlen zu können.

Die Fachbereichsarbeit befasst sich mit dem Krankheitsbild des Locked-in-Syndroms. Das Locked-in-Syndrom, ist eine relativ unbekannte Krankheit, von der ein Großteil unserer Gesellschaft nicht genau weiß, warum sie auftritt oder was in einer betroffenen Person vorgeht, ob diese Person ihre Umwelt wahrnimmt, ob sie kommuniziert, oder ob diese Person einen Schlaf-Wach-Rhythmus besitzt. Es werden medizinische Grundlagen, pflegerische Maßnahmen, Risikofaktoren sowie Therapiekonzepte und Kommunikationsmöglichkeiten näher beleuchtet. Betroffene fühlen sich „wie in sich eingeschlossen" da das Verständnis noch vorhanden ist und auch lesen möglich ist, jedoch können sie sich nicht verbal äußern. Gefangener im eigenen Körper zu sein und dies bei vollem Bewusstsein mitzubekommen, ist ein Umstand, der niemanden kalt lässt. Um die Lesbarkeit dieser Arbeit zu verbessern, wird auf die Trennung geschlechterspezifischer Personenbezeichnungen, also den Genderaspekt, verzichtet. Diese Arbeit soll dem Leser einen Einblick in das Krankheitsbild geben. Ob das Gesamtpaket folgender Punkte eine Herausforderung für die Pflege ist, darüber wird man sich beim Durchlesen und Erarbeiten klar.

Die Arbeit wird in vier große Bereiche aufgegliedert. Unerlässlich ist natürlich ein kurzer Überblick über die medizinischen Grundlagen, die für ein besseres Verständnis dieses vielschichtigen Themas wichtig sind.

Anschließend werden Pflegeschwerpunkte wie, Atmung, Ernährung und Mobilisation auf einer Intensivstation behandelt, sowie Prophylaxen um Folgeschäden zu vermeiden, hierbei erkennt man wie komplex sich die medizinischen und pflegerischen Behandlungen darstellen. Diese Faktoren sind zum Überleben des Patienten notwendig und liegen in der Hand des interdisziplinären Teams der Intensivstation.

Im darauf folgenden Abschnitt werden passende Therapiekonzepte für Patienten mit Locked-in-Syndrom behandelt, welche außerordentlich wichtig für eine individuelle, für den Patienten angenehme und fördernde Pflege sind. Auch wenn beschrieben wird, dass betroffene Patienten eine Lähmung des ganzen Körpers erleiden, sollte dies nicht heißen, dass diese absolut nichts spüren und man somit keine Acht auf die Berührungsqualität geben muss. Ganz im Gegenteil, genau hier ist es wichtig zu versuchen, die Wahrnehmung des Patienten fördern und es ihm so zu ermöglichen, sie wiederzuerlangen.

Immer wieder findet man auch Möglichkeiten zur Kommunikation in den Therapiekonzepten, beispielsweise bei der basalen Stimulation und dem Bobath-Konzept. Die Kommunikation ist ein zentrales Problem, weshalb diesem Thema ein eigenes Kapitel gewidmet wird. Es wird die Fragestellung, wie man richtig mit betroffenen kommuniziert bearbeitet. Ob mit der altertümlichen Buchstabentafel, mit der super modernen „Badekappe", die mittels einem EEG zur Kommunikation dient oder sogar mit einem Chip im Gehirn, welches eine nahe Zukunftsvision ist, kommuniziert wird ist individuell, wichtig zu wissen ist, dass es Möglichkeiten zur Kommunikation für dieses schwere Krankheitsbild gibt. Wie aufwendig das ein oder andere Instrument zur Kommunikation ist, kann man sich wohl vorstellen, jedoch wird man sich dies beim durchlesen spätestens klar.

Die am Ende zusammengefasste Geschichte vom bekannten Karl-Heinz Pantke, ist für mich persönlich sehr wichtig, da Erfahrungsberichte von Betroffenen einen Außenstehenden das Krankheitsbild näher bringen und zum nachdenken anregt.

Ein Mensch muss immer so behandelt werden, wie man auch selbst behandelt werden will, dass heißt also mit Würde und Respekt, auch wenn sich dieser nicht verbal äußern kann, ist dies kein Grund zur Verachtung, sondern benötigt mehr Fingerspitzengefühl um an den Betroffenen ran zu kommen. Den Menschen die größtmögliche Selbstbestimmtheit zu geben ist Wertvoll.

Folgende Arbeit soll dem Leser einen Einblick in das komplexe Krankheitsbild geben und die daraus resultierenden Probleme, sowie Therapie und Kommunikationsmöglichkeiten gewährleisten.

2. Medizinische Grundlagen des Locked-in-Syndroms

2.1 Definition

Bei einem Locked-in-Syndrom sind Patienten durch eine Hirnstammläsion (z.B. Basilaristhrombose oder Hirnstammblutung) völlig wach und kontaktfähig, können sich jedoch aufgrund einer Läsion der Pyramidenbahn und der Hirnnervenkerne körperlich nicht mehr bemerkbar machen. Betroffene können sich allerdings mittels Bewegung der Augen, die sie willkürlich steuern können, ausdrücken. Es wird zwischen einem inkompletten, einem totalen und dem klassischen Locked-in-Syndrom (LiS), welches im Folgenden beschrieben wird, unterschieden. (vgl. Bender et al., 2015, S. 94; Koßmehl & Wissel, 2011, S. 173)

2.1.1 Inkomplettes LiS

Bei dieser Form des LiS ist der Betroffene in der Lage, vertikale Blick- und Blinzelbewegungen durchzuführen, weitere motorische Reste der Gesichts- und Extremitätenmuskulatur sind ebenso noch vorhanden. (vgl. Koßmehl & Wissel, 2011, S. 176)

2.1.2 Totales LiS

Lid- und vertikale Augenbewegungen sind hier durch eine weitere Hirnstammläsion oberhalb der Pons, wodurch Anteile des Mittelhirns betroffen sind, aufgehoben. Eine klinische Unterscheidung vom Koma ist aufgrund von verlorener Motorik kaum mehr möglich. (vgl. Koßmehl & Wissel, 2011, S. 176)

2.1.3 Klassisches LiS

Hierbei handelt es sich um eine komplette Lähmung aller Extremitäten, ausschließlich der vertikalen Blickmotorik und des Lidschlags, mit denen man kommunizieren kann. (vgl. Koßmehl & Wissel, 2011, S. 176)

2.2 Ursache und Symptome

Durch den Verschluss der Arteria basilaris (Hauptversorgungsader), sprich einer Thrombose, kommt es zu einer Hirnschädigung, da Nervenzellen durch eine nicht ausreichende Sauerstoffversorgung absterben. Eine weitere Möglichkeit ist das Absterben zentraler Anteile des Pons, zum Beispiel durch einen schweren Natriummangel, die sogenannte zentrale pontine Myelinolyse. Auch kann es zu einer

Schädigung des Pons durch ein Traumata oder lokal entzündliche Erkrankungen kommen. (vgl. Gumpert, 2017, S.1)

Folgen sind daher eine Lähmung der Gliedmaßen, des Rückens, der Brust und des Bauchs. Der Betroffene muss meist künstlich ernährt werden, da ihm durch die vorhandene Lähmung der Hals-, Rachen- und Gesichtsmuskulatur das Sprechen sowie Schlucken nicht möglich sind. Obwohl fast alle Augenmuskeln auch von der Lähmung betroffen sind, ist es dem Betroffenen, wie bereits erwähnt, möglich, vertikale Augenbewegungen durchzuführen, welche für die Kommunikation genutzt werden können. Im Denken und Bewusstsein ist der Betroffene kaum eingeschränkt, so nimmt er seine Umwelt vollständig wahr, kann jedoch nicht mit ihr kommunizieren, deswegen kommt es häufig zu einer Depression. (vgl. Gumpert, 2017, S.1)

2.3 Differentialdiagnose

Gerstenbrand & Hess (2011, S. 22f) unterscheiden zwischen dem apallischen Syndrom, auch Wachkoma genannt, und dem akinetischen Mutismus, die dieselben Symptome aufweisen können wie das Locked-in-Syndrom.

2.4 Therapie und Prognose

Es ist von großem Vorteil, wenn die Interdisziplinarität verschiedener Berufsgruppen in den Raum tritt. Dazu gehören die Logopäden, die mit den Betroffenen das Sprechen üben, Physiotherapeuten um die Beweglichkeit zu verbessern oder zu erhalten und auch Psycho- und Ergotherapeuten. Bis dato besteht noch keine Möglichkeit, das LiS operativ oder medikamentös zu behandeln, mittels den oben genannten Therapien ist eine Verbesserung möglich, jedoch mit Restsymptomen, mit denen der Betroffene zu leben lernt.
Da diese Krankheit das Nervensystem betrifft, welches besonders empfindlich ist und nur langsam heilt, tritt erst nach Wochen oder Monaten eine Verbesserung ein, was für den Betroffenen, Angehörige und auch das Pflegepersonal bedeutet, geduldig zu sein. (vgl. Gumpert, 2017, S.1)

2.5 Historischer Hintergrund

„Über Jahrhunderte hat das Locked-in-Syndrom durch die Furcht, als scheintot zu gelten, eine panische Angst vor dem Sterben und dem Totsein ausgelöst, begleitet

von dem schrecklichen Gedanken, lebendig begraben zu werden." (Gerstenbrand & Hess, 2011, S.15)

Maria Theresia hatte aus Angst, lebendig begraben zu werden, die Totenbeschau gesetzlich verankert. Ein schockierendes Ereignis erlebte 1969 ein 59-Jähriger als er bei vollem Bewusstsein, jedoch gelähmt, auf den Seziertisch lag und sich nicht bemerkbar machen konnte. Zufällig hatte ein Pfleger eine Fingerbewegung wahrgenommen und rettete den Betroffenen somit das Leben.

Das bekannte Buch „Der Graf von Monte Christo" zeigt anhand der Romanfigur des Herrn Noirtier de Villefort das Krankheitsbild des LiS, das durch den Nicht-Mediziner Alexandré Dumas bewiesen, jedoch erst hundert Jahre später von der modernen Medizin erfasst wurde. Der Betroffene wird als Leichnam mit lebenden Augen charakterisiert, diese wurden - wie auch heute noch - für die Kommunikation genutzt: einmal Zwinkern bedeutete „Ja" und mehrmals Zwinkern bedeutete „Nein". (vgl. Gerstenbrand & Hess, 2011, S.17ff)

3. Pflegerische Schwerpunkte beim Locked-in-Patienten auf der Intensivstation.

Dieses Kapitel beschäftigt sich mit den Problemen und Therapiemöglichkeiten des Locked-in-Syndroms in der Akutphase. Es wird hier hauptsächlich auf die Pflege eingegangen, die Pflegeschwerpunkte in der Akutphase weichen kaum von einem anderen Krankheitsbild der Intensivstation, wie zum Beispiel jenem des Schädel-Hirn-Traumas, ab. Je nach Schweregrad der Erkrankung können Atmung, Ernährung, Mobilisation und Lagerung sowie die Körperpflege nicht mehr ohne menschliche oder maschinelle Hilfe durchgeführt werden.

3.1 Atmung

In erster Linie zählt zu den pflegerischen Aufgaben die Überwachung der Atmung. Dies geschieht visuell, palpatorisch, auskulatorisch, mittels Intensivmonitoring und mittels Beatmungsgerät. (vgl. Völkl & Krebs, 2014, S.173)

Um die Lunge des Betroffenen unterschiedlich zu belüften, erfolgt ein regelmäßiger (zwei bis drei-stündlicher) Positionswechsel. Die 30 bis 45° Oberkörper-Hochlagerung dient zum Beispiel zur Vermeidung einer Pneumonie. Zusätzlich gibt es noch die sogenannten V-A-T-I-Lagerungen, diese bezwecken durch ihre

Hohllagerung unterschiedliche Belüftungen der Lunge. Hierbei werden die dazugehörigen Lagerungskissen je nach Buchstabe unter den Patienten gelegt. Wichtig ist es zu wissen, dass diese Lagerungen für den Betroffenen als relativ unangenehm empfunden werden kann und daher sollten sie nicht länger als 15 bis 20 Minuten erfolgen. (vgl. Völkl & Krebs, 2014, S.174)

Locked-in-Patienten werden meist invasiv mit Tubus oder Tracheostoma beatmet. Eine regelmäßige Kontrolle der korrekten Lage ist hier sehr wichtig. Der oral gelegene endotracheale Tubus kann Druckstellen im Mund- Rachenraum verursachen, daher ist der Tubus zwei- bis dreimal täglich umzulagern. Nach der Mundpflege wird zusätzlich das am Cuff zurückgebliebene Sekret abgesaugt, um die Keimbesiedelung dort zu reduzieren. Als Cuff bezeichnet man den Ballon, der den Tubus oder die Trachealkanüle in der Trachea abdichtet, so wird verhindert, dass Luft entweicht oder Sekret in die Lunge gelangt. Liegt der Endotracheale Tubus nasal, so ist eine Lageveränderung nicht möglich, sondern es wird zwei- bis dreimal täglich das Nasenloch abgesaugt und mit abschwellenden Nasentropfen und Nasensalben versorgt. (vgl. Völkl & Krebs, 2014, S.176)

Bei einer Trachealkanüle erfolgt zwei- bis dreimal täglich eine Reinigung und Inspektion der Tracheostomaumgebung, um ein Infektionsrisiko zu verhindern. Ebenfalls wird die Schlitzkompresse ersetzt und der Cuff-Druck mit einem speziellen Manometer gemessen. Bei Bedarf wird aseptisch und atraumatisch endotracheal abgesaugt, dies erfolgt nicht länger als 10 bis 15 Sekunden. Beobachtungsfaktoren sind Vitalparameter, vor allem die Herzfrequenz, um die Gefahr einer Bradykardie bis hin zur Asystolie auszuschließen. (vgl. Völkl & Krebs, 2014, S. 177)

3.2 Ernährung

Ziel hierbei ist es, einen Zustand der Mangelernährung zu vermeiden. Die Ernährung kann entweder enteral, parenteral oder enteral und parenteral in Kombination erfolgen. Die enterale wird aufgrund des physiologischen Vorgangs der parenteralen Ernährung vorgezogen, da sie eine Atrophie der Darmmucosa minimiert. (vgl. Loehnert, 2014, S.85)

Unter enteraler Ernährung versteht man die Nährstoffzufuhr über den Mund, Magen, Duodenum oder Jejunum, mittels Sonden verschiedenster Größen und Materialien, auf die hier jedoch nicht näher eingegangen wird. Je nach Sondenlage und

Krankheitsbild wird entschieden, welche Nahrungsform appliziert wird, zum Beispiel gibt es normokalorische oder hochkalorische Sondennahrung mit und ohne Ballaststoffe. (vgl. Loehnert, 2014, S.86f)

Zu Beginn werden 20ml/Stunde empfohlen und bei guter Verträglichkeit jeweils um 25ml/Stunde gesteigert, die Grenze zu 200ml/Stunde sollte jedoch nicht überschritten werden, bei der jejunal gelegenen Sonde sind es 120ml/Stunde. Bei der Geschwindigkeit der Applikation von Sondennahrung wird darauf geachtet, wie tief das Ende der Sonde im Gastrointestinaltrakt liegt. Je tiefer die Spitze liegt, desto langsamer wird appliziert. Grundsätzlich wird nach Möglichkeit bei der Gabe von Sondennahrung eine erhöhte Position des Oberkörpers von 30 bis 45° eingenommen, um Aspiration und Erbrechen zu vermeiden. Häufig tritt ein Verstopfen der Ernährungssonden durch die Medikamentengabe auf. Daher ist darauf zu achten, dass nicht jedes Medikament für die Applikation per Ernährungssonde geeignet ist, man muss sich daher davor jegliche Fachinformationen zu den zugehörigen Präparaten einholen. Ebenso darf man Medikamente nicht mit Sondennahrung mischen und jedes Medikament muss einzeln mittels einer Spritze appliziert werden, danach erfolgt eine Spülung mit Flüssigkeit. (vgl. Loehnert, 2014, S.88)

Der erste Verbandswechsel bei Einsatz einer PEG-Sonde (Perkutane endoskopische Gastrostomie) erfolgt nach 48 Stunden, danach bis zum 14. Tag täglich. Ist die Einstichstelle bland, darf man den Verband bis zu drei Tage belassen. Beim Reinigen der Einstichstelle entfernt man vorerst die Halteplatte, anschließend reinigt man mit steriler Kochsalzlösung von innen nach außen, nur wenn Entzündungszeichen vorhanden sind, benutzt man ein Schleimhautantiseptikum. Danach dreht man die Sonde einmal rundherum und zieht sie ca. ein bis zwei Zentimeter nach vorne und wieder zurück, um ein Verwachsen zu meiden. Zu guter Letzt wird eine Schlitzkompresse unter die Halteplatte eingelegt, die einen Spielraum von fünf Millimeter zur Bauchdecke haben sollte. (vgl. Loehnert, 2014, S.89)

Bei der parenteralen Ernährung hingegen werden intravenös die Nährstoffe zugeführt und somit wird der Gastrointestinaltrakt umgangen. Häufig wird diese Variante in der Akutphase verwendet, um einen bedarfsdeckenden stabilen Ernährungszustand zu gewährleisten. Die parenterale Ernährung kann kurzfristig über einen peripher gelegenen Venen-Zugang erfolgen, auf längere Sicht jedoch sollte ein zentral-venöser-Katheter oder ein Port gelegt werden. (vgl. Loehnert, 2014, S.91)

Diarrhöen können auf der Intensivstation in vier verschiedene Typen eingeteilt werden und zwar: Motilitätsstörung, sekretorische Diarrhö, osmotische Diarrhö und Malabsorptionsdiarrhö - auf diese wird hier nicht näher eingegangen. Viel wichtiger als die Einteilung ist, ob die Diarrhö infektiös oder nicht-infektiös ist, denn daraus entscheidet man den pflegerischen Umgang. Bei den Keimen Clostridium difficile und Klebsiella oxytoca bedarf es einer gezielten hygienischen Therapie, um eine Keimverschleppung zu vermeiden. Hierbei kann man einen Fäkalkollektor oder andere innovative Produkte, wie geschlossene Darm-Managementsysteme, verwenden. Diese haben einen blockbaren Schlauch und einen Auffangbeutel. Somit ist es möglich, Flüssigkeiten ohne direkten Kontakt aus dem Darm-Trakt abzuleiten. Auch werden so Irritationen der perianalen Haut vermieden. Dieses System kann bis zu 29 Tage belassen werden. (vgl. Loehnert, 2014, S.93f)

Ein passageres, jedoch nicht unproblematisches Problem ist die Obstipation, verursacht durch zu wenig Flüssigkeitsgabe, Fastenperioden, verzögerten Kostaufbau, Therapien mit Katecholamine oder Analgosedierung. Der Kreislauf und das Nervensystem werden stark belastet. Um diesem Problem entgegenzuwirken, greift man zu Laxantien, entfalten diese ihre Wirkung nach 24 bis 48 Stunden nicht, so kann man zusätzlich noch ein Klistier geben. (vgl. Loehnert, 2014, S.95)

3.3 Mobilisation

Folgender Text bezieht sich allgemein auf intensivpflichte Patienten, schließt jedoch Locked-in-Patienten nicht aus. Früher war die verordnete Bettruhe Standard, heute ist hingegen bekannt, dass eine zulange Bettruhe schädlich ist, denn schon nach 72 Stunden beginnen sich die Muskeln des Menschen abzubauen. Das evidenzbasierte ABCDE-Konzept (Awakening, Breathing, Coordination, Delirium Monitoring, Exercise/Early Mobilisation) hilft, das „Post-Intensive Care Syndrome" zu reduzieren und überprüft anhand von Protokollen täglich die Notwendigkeit von Sedation und Beatmung. Das „Post-Intensive Care Syndrome" bezeichnet eine nach einer kritischen Erkrankung erworbene physische, kognitive oder mentale Beeinträchtigung. Um dieses Konzept umsetzen zu können, benötigt man ein interdisziplinär gut abgestimmtes Team, das aus Physiotherapeuten, Intensivfachpflegepersonen und Ärzten besteht. Eine multizentrische, prospektive Beobachtungsstudie untersuchte physiotherapeutische Interventionen über drei Monate auf mehreren Intensivstationen mit interdisziplinären Teams. Nur bei 0,2 Prozent traten unerwünschte Reaktionen auf. Des Weiteren befasste sich eine andere Studie mit der Sicherheit der Physiotherapie und Frühmobilisierung während 30 Monaten. Von 5267 Behandlungen traten lediglich bei 0,6 Prozent unerwünschte Vorkommnisse auf. (vgl. Eggmann, 2014, S.15-18)

Unter Überwachung hämodynamischer und respiratorischer Parameter findet die individuelle Frühmobilisation statt, um bei Verschlechterung der Parameter sofort eingreifen zu können. Zielvorgaben zum Training fehlen bislang. Von Vorteil sind aufeinander aufbauende Interventionen mit genügend Pausen dazwischen. Täglich sollte jedes Gelenk drei bis zehn Mal passiv durchbewegt werden. Sobald sich der Allgemeinzustand des Patienten verbessert, baut man die Therapie weiter auf, man beginnt beispielsweise, den Patienten in eine Drehbewegung bringen.
Sofern jegliche Sicherheitskriterien erfüllt sind, beginnt die eigentliche Frühmobilisation und zwar das Querbettsitzen mit Unterstützung des Pflegepersonals und eines Physiotherapeuten. Mittels Bettfahrradergometer kann man auch sedierten, kritischen Patienten ein Ausdauertraining ermöglichen und unter Zuhilfenahme eines elektrischen Stehtisches ist sogar der aufrechte Stand möglich. Die täglichen Sedationsstopps, begründet in der Mobilisation inklusive Physio- und Ergotherapie, verminderten sogar die Anzahl der Tage mit Beatmung. Die Schaffung eines angemessenen Lebensumfeldes ist daher Ziel der intensivmedizinischen Maßnahmen und steht unter dem Motto „Wake up, get up and get out oft the ICU (=Intensivstation) as soon as possible", zu Deutsch: „Wach auf, steh auf und verlasse die Intensivstation so früh wie möglich." (vgl. Eggmann, 2014, S.19f)

3.4 Prophylaxen

Bei den Prophylaxen handelt es sich um präventive Maßnahmen, damit jegliche Pflegeprobleme verhindert werden können, die zu Einschränkungen des Patienten führen können. Bei den NANDA-Pflegediagnosen spricht man hier von Risiko- bzw. Gefahren-Diagnosen. Im folgenden Text werden die einige Prophylaxen beschrieben und erklärt. (vgl. Krüger, 2014, S.22)

Ein Dekubitus entsteht häufig bei knöchernen Vorsprüngen und ist eine lokal begrenzte Schädigung der Haut und des darunterliegenden Gewebes. Durch eine gleichmäßige Druckverteilung, Druckentlastung und die Vermeidung von Scherkräften kann einem Dekubitus vorgebeugt werden. Begünstigende Faktoren für einen Dekubitus sind beispielsweise eine eingeschränkte Bewusstseinslage, Mangelernährung, Adipositas, ein erhöhter Auflagedruck, Reibung und Druck von außen, ausgelöst etwa durch einen Katheter. Erkennbar macht sich ein solcher Dekubitus durch eine nicht wegdrückbare Rötung, die Grad 1 darstellt. Insgesamt gibt es vier Grade, wobei Grad 4 die schlimmste Form ist: ein vollständiger Haut- und Gewebeverlust. Als Pflegeperson muss man daher vor allem bei der Körperpflege des Betroffenen auf mögliche Rötungen achten. Gefährdete oder wohlmöglich schon gerötete Körperstellen werden freigelagert, bei trockener Haut ist es von Vorteil, diese mit rückfettender Lotion oder Öl zu versorgen und zusätzlich die Haut vor Feuchtigkeit schützen. Zusätzlich gibt es noch druckverteilende Hilfsmittel wie gelgefüllte Lagerungssysteme, Wasserbettauflagen oder Schaumstoff. Druckreduzierende Hilfsmittel sind Wechseldruckmatratzen, Luftstrommatratzen und Spezialbetten. (vgl. Krüger, 2014, S.23ff)

Eine Pneumonie kann auftreten bei Immobilität, künstlichen Atemwegen, maschineller Beatmung oder durch mangelnde Belüftung der Lunge. Erkennbar macht sich diese durch Kurzatmigkeit, abnorme Atemgeräusche, verminderten oder fehlenden Hustenreiz, auffälligen Atemgeruch, auffälliges Sputum und der zyanotischen Hautfarbe. Die Lungenbelüftung kann man durch einen stimulierenden Kältereiz am Rücken, durch Atmen gegen einen Widerstand (etwa das Wegpusten eines Taschentuchs), durch atemerleichternde Lagerungen und atemstimulierende Einreibungen ankurbeln. (vgl. Krüger, 2014, S.33f)

Durch falsche Hautpflege, überlappende Hautfalten und Feuchtigkeit zwischen Hautarealen kann es zu einem Intertrigo kommen. Gefährdete Körperstellen sind der Halsbereich, die Achselhöhlen, der Bereich unterhalb der Brust, Bauchfalten und die Analregion. Eine häufige Kontrolle der gefährdeten Hautregionen ist somit wichtig. Nach der Körperpflege mit dem Handtuch vorsichtig trocken tupfen, nicht reiben. Zwischen die gefährdeten Hautfalten kann man Mullkompressen einlegen und diese häufig wechseln. (vgl. Krüger, 2014, S.44f)

Die Mundhygiene ist sehr wichtig, da Betroffene eine fehlende Kau- und Schluckfunktion haben und somit kommt es zur Mundtrockenheit. Berücksichtigt man dies nicht kann es zu einer Soor-Infektion, im deutschen eine Pilzinfektion der Schleimhäute oder zur Parotitis, eine Entzündung der Speicheldrüsen kommen. Symptome sind beispielsweise eine weiß belegte Zunge, Schwellungen der Ohrspeicheldrüse, Rötung der Schleimhaut, Mundgeruch und Läsionen im Mund. (vgl. Krüger, 2014, S.39f)

4. Therapiekonzepte für Betroffene

Im folgenden Kapitel werden einige Therapiemöglichkeiten für Menschen, die unter dem Locked-in-Syndrom leiden, näher erklärt. Es wird der Frage nachgegangen, ob es überhaupt spezielle Therapieformen für diese Krankheit gibt.

4.1 Therapiekonzept nach Bobath

4.1.1 Entwicklung

Berta und Karel Bobath, beide zu Beginn des 20. Jahrhunderts in Berlin geboren, gründeten dieses Konzept für Menschen mit einer Hemiparese (Halbseitenlähmung). Berta Bobath machte damals eine Ausbildung zur Gymnastiklehrerin und beschäftigte sich somit mit den physiologischen Möglichkeiten im Rahmen der normalen Bewegung. Ihr Interesse der neuromuskulären Aktivitäten mit oder gegen die Schwerkraft und deren Unterstützungsflächen bestand zu diesem Zeitpunkt schon, sie war in der Lage, Muskelspannungen durch eine spezielle Atemtechnik zu lösen. Als Gymnastiklehrerin war sie nur bis 1933 tätig, da sie jüdischer Abstammung war, war es ihr nicht mehr erlaubt an dieser Schule zu unterrichten, jedoch gelang ihr Ende der 30er die Flucht nach England. Ihr Ehemann Karel Bobath studierte Medizin in Berlin, das Studium konnte er nicht beenden, da er ebenfalls jüdischer Abstammung war. Er beendete es in der Tschechoslowakei und flüchtete dann nach England, dort trafen sich die beiden wieder und heirateten. Berta Bobath absolvierte eine Ausbildung zur Physiotherapeutin und ihr Ehemann schloss die Weiterbildung zum Facharzt für Neurologie ab, beide gründeten ein Privatzentrum für Menschen mit zentralen Bewegungsstörungen. (vgl. Dammshäuser, 2012, S.5f)

4.1.2 Was bedeutet Bewegung?

Was ist Bewegung? Als Bewegung werden schon das Schlucken, der Lidschlag und die Atmung bezeichnet. Es gibt die automatisierte Bewegung, die bei gesunden Menschen etwa das Setzen eines Fußes vor den anderen ohne nachdenken zu müssen, bedeutet. Zur willkürlichen Bewegung hingegen zählt beispielsweise das erlernte Tanzen oder Autofahren. Um den Haltungs- und Bewegungstonus bei Betroffenen zu beeinflussen, können Pflegekräfte unterstützend mitwirken, dies wirkt sich trotz der großen Mithilfe der Pflegekraft positiv auf das zentrale Nervensystem des Patienten aus. (vgl. Dammshäuser, 2012, S.27f)

Damit sich der Körper gegen die Schwerkraft halten kann, ist ein Tonus (Spannung der Muskulatur) nötig, dieser verändert sich ständig, um sich der Unterstützungsfläche und der bevorstehenden Tätigkeit anpassen zu können. (vgl. Dammshäuser, 2012, S.33)

Als Unterstützungsfläche versteht man jene Fläche, die dem Körper gegen die Schwerkraft Unterstützung bietet. Bei Patienten mit hohem Tonus ist darauf zu achten, dass in der Rückenlage nicht nur Kopf, Schulterblätter, Gesäß und Fersen auf der Matratze aufliegen, denn hierbei besteht das Risiko auf Rötungen und im schlimmsten Fall auf einen Dekubitus. Wenn die Unterstützungsfläche kleiner ist, muss der Haltungstonus mehr sein. Je größer die Unterstützungsfläche ist, umso mehr kann der Haltungstonus nachlassen und je mehr Körperteile an die Unterstützungsfläche abgegeben werden können, desto stärker kann der Muskeltonus entspannen. (vgl. Dammshäuser, 2012, S.36f)

Es gibt den zentralen Schlüsselpunkt, dieser liegt in etwa im Bereich des Sternums (7. und 8. Brustwirbel). Wenn sich dieser Schlüsselpunkt bewegt, hat das einen Einfluss auf die proximalen Schlüsselpunkte. Die proximalen Schlüsselpunkte befinden sich beim Becken mit beiden Hüften sowie bei linker und rechter Schulter. Die distalen Schlüsselpunkte sind Hände und Füße, die viele Rezeptoren in sich haben und so Kontakt zur Umwelt aufnehmen können. Eine große Rolle in der Bewegung jedoch spielt der Kopf, da sich dieser bei jeder Bewegung des Körpers mitdrehen muss. (vgl. Dammshäuser, 2012, S. 38f)

4.1.3 Häufigste Probleme und Gegenmaßnahmen

Da auch im Bereich des Rumpfes die Muskulatur betroffen ist, wirkt der Bauch oft asymmetrisch. Auswirkungen sind daher oft, dass der Kopf nicht gehalten werden kann, Aspiration und flache Atmung. Eine unterstützende Maßnahme ist zum Beispiel der Rumpfwickel, der mittels eines Handtuchs, das im Liegen um den Rumpf angelegt wird, für Stabilität sorgt. (vgl Dammshäuser, 2012, S.56f)

Bei der Schulter besteht durch das Hinunterhängen des Arms (beeinflusst durch die Schwerkraft) die Gefahr einer Subluxation. Der Oberarmkopf gleitet hierbei aus der kleinen Pfanne. Es ist bei jeglichen Pflegetätigkeiten wichtig, den Arm oberhalb des Ellenbogens anzufassen, um den Betroffenen das Gewicht abzunehmen. Sobald der Arm mehr als 60° angehoben wird, kann es zu Verletzungen kommen. (vgl Dammshäuser, 2012, S.58f)

Das hypotone Handgelenk, sprich die Fehlstellung des Handgelenks, bewirkt durch das Abknicken einen verminderten Blutstrom in Venen und Lymphbahnen. Weil Betroffene nichts spüren, ist besonders auf Verbrennungen durch zu heißes Wasser oder bei Infusionsgaben auf paravasate Zeichen zu achten. Bei der Körperpflege die Hände gut waschen, eincremen und die Hände so lagern, dass ein Abknicken vermieden wird. (vgl Dammshäuser, 2012, S.60f)

Ebenfalls kommt es oft zu einer Fehlstellung des Hüftgelenks und somit hat der Betroffene keine Haltefunktion mehr. In Rückenlage ist das Becken asymmetrisch und es kann sogar passieren, dass das Knie durch die Außenlage die Matratze berührt. Das Bein sollte daher immer in eine Mittelstellung gebracht werden, um einen erhöhten Muskeltonus und darauf folgende chronische Schmerzen zu vermeiden. Als Hilfsmittel zur Vermeidung einer Außenrotation des Beines wird oft ein Handtuch oder Kissen verwendet, das man unter dem Trochanter major platziert. (vgl Dammshäuser, 2012, S.62ff)

Häufig besteht eine Lähmung des Gesichtes, das bedeutet, dass Betroffene keine Mimik mehr haben. Der Schluckakt ist aufgrund der Lähmung des Gaumensegels ebenso betroffen. Dadurch kann es auch passieren, dass Essensreste im Mundwinkel oder in den Wangentaschen verbleiben, darum muss man besonders darauf achten, dass sich die Patienten nicht verschlucken, um eine Aspirationspneumonie zu vermeiden. Diese Patienten werden meist über eine Sonde ernährt. Das interdisziplinäre Team des Krankenhauses ist für die Behandlung der Schluckstörung verantwortlich. Für eine stabile Sitzhaltung wird darauf geachtet, dass der Rumpf mittels einer Decke, die man einfach um den Rumpf wickelt, stabil gehalten wird. (vgl Dammshäuser, 2012, S.65-68)

Die Mundhygiene ist hier ein sehr wichtiges, aber auch heikles Thema, da der Mund eine sehr intime Zone ist. Dreimal täglich sollte eine Mund- beziehungsweise Zahnpflege durchgeführt werden, die individuell auf den Betroffenen abgestimmt und die Reihenfolge eingehalten wird. (vgl Dammshäuser, 2012, S.69ff)

Betroffene haben einen Dauerkatheter, da sie harninkontinent sind. Kommt es aufgrund des Dauerkatheters zu einem Harnwegsinfekt, muss dieser medikamentös behandelt werden. Da die Bauchpresse wegen hypotoner Bauchmuskulatur nicht eingesetzt werden kann, spricht man von einer Stuhlinkontinenz. Aufgabe der Pflegekräfte ist die ständige Kontrolle der Menge und der Konsistenz des Stuhls. Mithilfe oraler oder rektaler Abführmittel erleichtert man den Patienten den Stuhlgang. (vgl. Dammshäuser, 2012, S.75ff)

4.1.4 Betroffenen bewegen und mobilisieren

Bewegung ist sehr wichtig für die Erhaltung der Muskulatur, vor allem können neue synaptische Verbindungen aufgebaut werden. In der Akutphase wird meist passiv gearbeitet, das heißt, die Pflegeperson übernimmt die Bewegungen des Betroffenen. Auch wenn der Betroffene nicht aktiv mitmachen kann, erkennt das zentrale Nervensystem die Bewegung und kann gegebenenfalls darauf reagieren. Hier wird erklärt wie man den Patienten richtig im Bett bewegen kann, mit geringer oder auch viel Unterstützung, dies kann auch eine zweite Pflegeperson benötigen. (vgl. Dammshäuser, 2012, S.85ff)

Grundprinzip dieses Konzeptes ist es, den Körper abschnittsweise zu bewegen und Körperabschnitte zueinander auszurichten. Erst werden die Beine aufgestellt, um das Becken und Gesäß leichter anheben zu können und den Betroffenen in eine beliebige Richtung zu bewegen. Anschließend folgt der Oberkörper, dieser kann leichter bewegt werden, wenn der Kopf von der Unterlage gelöst wird. Die Handlings sind immer dieselben, zuerst wird unterstützt, um die Stabilität wieder aufzubauen und danach legt man das Augenmerk auf die Mobilität. (vgl. Dammshäuser, 2012, S.87)

Um den Unterkörper passiv zu bewegen, ist eine Rückenlage nötig. Zuerst wird mittels zwei Kopfkissen eine A-Lagerung konstruiert, dies sieht so aus, dass die zwei oberen Enden der Polster sich überlappen und auf Höhe des Kopfes sind, um die zentralen Schlüsselpunkte etwas tiefer zu legen. Die unteren Enden befinden sich jeweils unter den Schultern, sodass die Brustwirbelsäule auf der Matratze aufliegt. Zusätzlich befindet sich noch ein kleiner Polster unter dem Kopf, so liegt dieser näher am Sternum. (vgl. Dammshäuser, 2012, S.88)

Als nächstes werden, wie oben schon erwähnt, die Beine von zwei Pflegenden aufgestellt und stabilisiert. Hierbei ist es wichtig, dass das Zusammenarbeiten beider Pflegepersonen synchronisiert ist. Jeweils ein Arm der Pflegenden liegt auf der gegenüberliegenden Seite am Gesäß, sodass sich beide Arme kreuzen. Das Becken wird so angehoben und kann in die beliebige Richtung gebracht werden. Es kann auch sein, dass es nicht möglich ist die Beine aufzustellen, in diesem Fall werden die Beine angewinkelt und so Richtung Bauch gebracht. (Vgl. Dammshäuser, 2012, S.94f)

Der Oberkörper wird ebenfalls in Rückenlage bewegt, mit zusätzlicher Unterstützung von einem Kissen unter Kopf und Hals. Zuerst wird ein Schultergürtel leicht in Richtung Beckenkamm befördert, dadurch hebt sich der Oberkörper etwas von der Matratze ab. Die zweite Pflegeperson nimmt zeitgleich Kissen und Kopf des Patienten mit.

Um den Patienten zu drehen, zieht eine Pflegende, die vor dem Patienten steht, das Becken zu sich, die Beine sind dabei angewinkelt. Die Drehung des Oberkörpers übernimmt die zweite Pflegende, während die andere den Arm in Abduktion mitnimmt. (vgl. Dammshäuser, 2012, S.97)

Da der Betroffene keine Rumpfstabilität hat, benötigt man immer zwei Pflegepersonen. Zum Querbett setzen des Betroffenen, bringt man das Becken nahe der Bettkante, dabei darf man nicht vergessen, den Oberkörper mit zu befördern. Es befindet sich vor und hinter dem Patienten jeweils eine Pflegeperson, die vordere beugt den von ihr entfernten Schultergürtel und unterstützt den Kopf, während sich die andere hinter den Patienten kniet um den Oberkörper zu stützen. Als nächstes wird der dem Bettrand nähere Fuß aus dem Bett genommen und der andere wird aufgestellt und durch ein Kissen unterstützt. Die hinter dem Patienten kniende Pflegende übernimmt das Aufrichten des Oberkörpers, dies ist eine Herausforderung für deren Oberschenkel. Währenddessen lasst die davorstehende Pflegende das andere Bein aus dem Bett gleiten, danach kann der Transfer durchgeführt werden. (vgl. Dammshäuser, 2012, S.100f)

Es wird über die bessere Körperhälfte transferiert und die Arme werden zur Gewichtsabnahme auf ein Kissen gelegt. Wieder kniet eine Pflegende hinter dem Patienten, das rechte Bein aufgestellt, und die andere steht mit geschlossenen Knien vor den Knien des Patienten. Der Oberkörper wird von der davorstehenden Pflegenden nach vorne bewegt, die dahinterkniende hilft dabei das Becken nach vorne oben zu bewegen. Dies geschieht in zwei kleinen Etappen. Nun wird die dahinterstehende Pflegende hinter dem Rollstuhl, der rechts neben dem Bett steht, für die dritte Etappe benötigt. Der Patient wird auf die rechte Seite, die linke Seite wird nach hinten bewegt, die dahinterstehende Pflegende holt dabei die Gesäßhälfte zu sich. Es ist von großem Vorteil, wenn in der Lücke von Bett und Rollstuhl ein dünner Polster liegt, welcher als Brücke für den Patienten dient. (vgl. Dammshäuser, 2012, S. 106ff)

Um die Sitzposition von Patienten mit fehlender Rumpfstabilität und Kopfhaltung zu vollziehen, bedarf es einer großen Unterstützungsfläche. Meist wird der Rollstuhl zurückgekippt, damit der Kopf nicht nach vorne fällt, jedoch besteht hierbei kein Unterschied zum Liegen im Bett.
Zur Abwechslung kann man eine nach vorne gerichtete Kopfstellung für ca. eine Stunde am Tag einplanen und durchführen. Es wird ein Rumpfwickel zur Stabilisierung angelegt, danach wird der Oberkörper nach vorne auf den Lagerungswürfel, welcher auf einem passenden Tisch auf einer rutschfesten Folie liegt, abgelegt. Der Kopf wird zu der (für den Patienten) angenehmere Seite gedreht, ein Kissen dient als zusätzliche Sicherheit des Kopfes. Es ist von Vorteil, wenn sich an dieser Seite eine Wand befindet, um die Position nochmals abzusichern. Rechts und links neben dem Lagerungswürfel befinden sich kleine Polster, um die Arme abzulegen. Es ist wichtig, dass die Trachealkanüle freiliegt, damit der Patient abhusten kann. (vgl. Dammshäuser, 2012, S.118)

4.2 Basale Stimulation

4.2.1 Definition und Entwicklung

Gründer dieses Konzeptes waren Andreas Fröhlich und Christel Bienstein, obwohl Christel Bienstein erst in den 80er-Jahren anknüpfte. Andreas Fröhlich begann bereits 1975 mit der Entwicklung des Konzeptes für geistig und körperlich behinderte Kinder, da er damals Sonderpädagoge in einem Zentrum für Kinder mit Beeinträchtigungen gearbeitet hat. Anfangs war dieses Konzept nur für solche Kinder gedacht, damit sie sich selbst und ihre Umwelt (besser) wahrnehmen können. Doch dann stellte sich heraus, dass diese Förderungsmöglichkeit ebenso bei wahrnehmungsgestörten Erwachsenen einen Erfolg zeigt. (vgl. Nydahl & Bartoszek, 2000, S.2)

Dieses Konzept ist nicht auf Heilung aus, sondern zielt auf die Beziehung zwischen Patient und Pflegenden ab und bietet den Patienten aktivierende und fördernde Wahrnehmungsmöglichkeiten. Die Pflege begibt sich hierbei auf die Ebene des Patienten und gestaltet diese individuell, um mit dem Patienten so nonverbal kommunizieren zu können. Es ist wichtig für den Patienten, seine Grenzen zu spüren, die Umwelt wahrzunehmen und einen anderen Menschen zu fühlen. Alte Gewohnheiten oder Erinnerungen des Patienten wie Gerüche, Lieder oder Schlafposition, schaffen Sicherheit und sollten so gut wie möglich eingebaut werden. Basale Stimulation bedeutet kein technisches Handeln, sondern ist ein individueller Beziehungsaufbau zwischen zwei verschiedenen Menschen, erst in solch einer Beziehung wird man zum „Ich" und „Du". (vgl. Nydahl & Bartoszek, 2000, S.3f)

4.2.2 Wahrnehmung

Wahrnehmung, Kommunikation und Bewegung beeinflussen sich gegenseitig, für einen nicht wahrnehmungsgestörten Menschen gilt das als selbstverständlich. Bei einer Hemiplegie etwa, hat der Patient eine veränderte Identität und empfindet eine gestörte Orientierung. Für die Intensivpflege ist es ausschlaggebend, wie man solche Patienten betrachtet und welche Therapien daraus resultieren. Es gibt verschiedene Wahrnehmungsbereiche, die im folgenden Text beschrieben werden. (vgl. Nydahl & Bartoszek, 2000, S.6f)

„Wir nehmen wahr, dass ein „Ich" und „Du" etwas grundsätzlich anderes ist als die uns umgebende Umwelt, dem Es"." (Nydahl & Bartoszek, 2000, S.7)

Die somatische Wahrnehmung ist der wichtigste Bereich, denn die Haut ist das größte Sinnesorgan des Menschen. Die Haut kann verschiedenste Reize aufnehmen und auslösen. Durch die Rezeptoren in der Haut ist es möglich, Schmerz, Temperatur, Druck sowie die eigene Beweglichkeit wahrzunehmen. Es ist darauf zu achten, dass nicht jede Zone der Haut berührt werden darf. Es gibt beispielsweise die öffentliche Zone, dies sind meist die Hände, die in der Regel jeder berühren darf. Doch dann gibt es noch intime Bereiche, die nur für bestimmte Personen sind und es gibt sogar eine Tabuzone, die man oft nicht einmal selbst berührt. Die Initialberührung ist eine ritualisierte Begrüßung und wird meist an der Schulter durchgeführt. Sie dient dazu, den Patienten auf sich aufmerksam zu machen. Es soll als eine Art Angebot gelten, deswegen soll genau darauf geachtet werden, wie oder ob der Patient reagiert, ist dies nicht der Fall, sollte man in Erwägung ziehen, die Initialberührung woanders durchzuführen. (vgl. Nydahl & Bartoszek, 2000, S.73-76)

Die vestibuläre Wahrnehmung gibt Orientierung über Position und Lagewechsel des Körpers. Wenn diese Wahrnehmung nicht gefördert wird, ist es für den Betroffenen äußerst schwierig, seine Lage im Raum wahrzunehmen. Stimuliert man vestibulär, ist darauf zu achten, dass der Patient sich nicht zu lange in derselben Position befindet, denn dies kann die Stimulation verstärken und es können Schwindel und Übelkeit entstehen. Auch die vestibuläre Wahrnehmung kann sowie die Muskelkraft schwinden. (vgl. Nydahl & Bartoszek, 2000, S.113f)

Bei der vibratorischen Wahrnehmung geht es darum, die Körpertiefe zu spüren. Hierbei wird mit Vibrationen an Muskelpartien und Röhrenknochen gearbeitet, damit diese besser wahrgenommen werden können. Die harten Knochen leiten die Vibration für den Patienten spürbar im Skelett. Man kann dies mit einer elektrischen Zahnbürste oder einem elektrischen Rasierer durchführen, wobei darauf zu achten ist, dass der Patient dies nicht falsch wahrnimmt, da zum Beispiel der Rasierer sehr signifikante Geräusche abgibt. Prinzipiell beginnt man bei der Ferse zu stimulieren, um eine zu heftige Vibration zu vermeiden und geht dann über zu Hüfte, Becken, Ellenbogen und Thorax. (vgl. Nydahl & Bartoszek, 2000, S.119ff)

Durch die orale Stimulation werden den Betroffenen frühere Erinnerungen durch Gewohnheiten vermittelt. Dazu zählen in erster Linie Geschmack und Geruch, aber natürlich auch die Temperatur und Menge der Substanz. Da der Mund ein äußerst intimer und sensibler Bereich ist, sollte man sich daher eher langsam an das

Geschehen herantasten, um Gefühle von Ohnmacht und Hilflosigkeit zu vermeiden. Störfaktoren für die orale Wahrnehmung können nasale Sonden, orale Sonden und Tuben sein. Müssen diese länger eingesetzt werden, könnte man sie im Sinne der oralen Stimulation durch eine PEG-Sonde ersetzen. (vgl. Nydahl & Bartoszek, 2000, S.125f)

Auditives Wahrnehmen bezieht sich ebenso auf Erinnerungen und zwar auf bekannte Geräusche. Vor allem bei Intensivpatienten, die oft ihre Augen geschlossen haben, ist das Gehör sehr wichtig, um sich selber und die Umwelt differenzieren zu können. Patienten verwechseln häufig Geräusche der Intensivstation mit Geräuschen von zu Hause. In solchen Fällen sollte der Patient gut beobachtet werden und über die Verwechslung Bescheid wissen. Oftmals meinen es Pflegende nur gut und stellen das Radio an, hier ist aber Vorsicht geboten: diese Maßnahme kann zur Berieselung und zur Verhaltensunterdrückung führen. Um die Geräuschkulisse der Intensivstation für den Patienten zu mindern, können Oropax hilfreich sein, jedoch sollten sie nur dann eingesetzt werden, wenn der Patient diese auch akzeptiert. (vgl. Nydahl & Bartoszek, 2000, S.138f)

Visuell wahrnehmbar sind Helligkeit, Kontraste, Bewegung, Farben und Distanz. Diese Angebote verhelfen dem Patienten zu einer Orientierung, dass heißt er kann Objekte, Geräusche oder Berührungen besser wahrnehmen und zuordnen. Das Krankenhaus ist eine visuell sehr arme Umgebung, fängt ein Patienten an schwarze Punkte an der Decke zu sehen, fehlt ihm ein sinngebender Anreiz. (vgl. Nydahl & Bartoszek, 2000, S.151)

4.2.3 Professionelle Berührung

Menschen lassen individuell Berührung zu und entscheiden auch für sich, wen oder wann sie jemanden berühren. Berührung beginnt bereits bei Säuglingen, denn dies ist lebensnotwendig und spielt für die Entwicklung eine große Rolle. Über Berührung kann man sich gegenseitig austauschen, kommunizieren und sich unterstützen. Pflegende müssen dabei eine professionelle Berührungsqualität haben, so wird Vertrauen vermittelt. (vgl. Hatz-Casparis & Roth Sigrist, 2012, S.35)

Es ist wichtig, den Patienten immer nur alleine zu berühren, es kann sehr verwirrend für denjenigen sein, wenn sich die Hände mehrerer Personen an seinem Körper befinden. Damit die Berührung besser eingeordnet werden kann, sollte wenn möglich immer eine Eins-zu-eins-Berührung vollziehen. Berührungen sollten vorher angekündigt werden, denn nicht erwartete Berührungen erschrecken den Patienten. (vgl. Hatz-Casparis & Roth Sigrist, 2012, S.35)

Bei Patienten, die eine beeinträchtigte Wahrnehmung haben, ist darauf zu achten, den Körperkontakt zum Patienten zu halten, denn löst man die Hand, wenn auch nur kurz, bedeutet das für den Patienten eine Neuorientierung. Daher sollten alle Pflegematerialien immer in Reichweite sein. (vgl. Hatz-Casparis & Roth Sigrist, 2012, S.36)

Eindeutige Berührungen mit geschlossener Handfläche und guter Druckqualität sind Voraussetzung. Leichte Berührungen wie ein Streicheln der Wange oder punktuelle Berührungen empfinden Patienten oftmals als unangenehm und sie ziehen sich deshalb zurück. Ist es dem Patienten möglich, das Angebot der Berührung anzunehmen und die Information darin zu erkennen, so ist er dazu befähigt, Pflegetätigkeiten zu folgen. (vgl. Hatz-Casparis & Roth Sigrist, 2012, S.36)

Der Rhythmus in der Berührung muss gut optimiert sein und einen fließenden Übergang haben. Wünschenswert ist daher die gleichbleibende Wiederholung, sie unterstützt den Informationsgehalt einer Berührung. Patienten benötigen Zeit, sich auf Berührungen einzustellen, jedoch ermöglichen sie ihm, den nächsten Schritt vorauszuahnen. (vgl. Hatz-Casparis & Roth Sigrist, 2012, S.37)

Für Sicherheit in der Berührung sorgen das Einhalten der oben genannten Grundprinzipien, eine gute Planung und Vorbereitung der Pflegehandlung. Schon anhand des Händedruckes erkennt man jegliche Veränderungen des Körpers, wie zum Beispiel den Muskeltonus, ob der Patient schwitzt oder die Temperatur erhöht ist (?). Mit diesen Erkenntnissen kann die Pflegehandlung abgestimmt und auf jegliche Veränderungen geachtet werden. (vgl. Hatz-Casparis & Roth Sigrist, 2012, S.37f)

5. Kommunikation

Als Kommunikation wird nicht nur das Verbale bezeichnet, sondern auch das Nonverbale, etwa der Einsatz von Zeichen. Kommunikation wird in der Regel rund um die Uhr betrieben. Vor allem im Pflegeberuf hat die Kommunikation oberste Priorität, um eine professionelle Beziehung zwischen Patient und Pflegeperson aufbauen zu können. Es wird der Frage nachgegangen welche Möglichkeiten es gibt um mit Locked-in-Syndrom betroffene Patienten zu kommunizieren.

5.1 Kommunikation auf der Intensivstation

Kommunikation mit sedierten und/oder beatmeten Patienten ist essenziell, da sich auch sie mitteilen möchten und von ihrem Gegenüber etwas erfahren wollen. Die Wahrnehmung wird durch Sedierung, Krankheitsgeschehen und Schmerzen beeinträchtigt, deshalb wird mittels Schmerz-, Sedierungs- und Delir-Scores erhoben, inwieweit der Betroffene komplexe Sachverhalte versteht. Der Pflegende ist daher verantwortlich, die Kommunikation so zu gestalten, dass der Patient einfachen Anforderungen nachkommen kann. Von den Pflegekräften wird ein hohes Maß an Kommunikationsfähigkeit und Empathie gefordert, denn durch die Beatmungsmaßnahmen wurde den Patienten die Stimme genommen, was als extrem belastend empfunden wird. Es wird empfohlen, einfache Sätze zu formulieren, Entweder-Oder-Fragen zu meiden, den Blickkontakt zu halten, Nonverbales zu beachten und Hilfen für die Kommunikation zu nutzen. Ein wacher, ansprechbarer Patient wird gewünscht, damit er aktiv an der Genesung mitarbeiten kann, daher werden Patienten nur selten tief sediert. Eine leichte Sedierung bedeutet jedoch einen Verlust des Raum- und Zeitgefühls, zeitgleich sind die Patienten mit einer Geräuschkulisse konfrontiert, die sei nicht zuordnen können. Aufgabe der Pflege ist es, auf den Rhythmus des Betroffen einzugehen und ihm das Gefühl zu geben, gehört zu werden - auch wenn sein Wunsch dadurch nicht befriedigt wird, ist das oft schon ausreichend.

Durch die gestörte Wahrnehmung, ist es dem Betroffenen oftmals nicht möglich, sich Gesprächsinhalte oder Informationen zu merken, daher müssen diese des Öfteren wiederholt werden. (vgl. Schmidl, 2014, S.8f)

36 bis 71 Prozent der Intensivpatienten haben laut NICE-Leitlinie ein Delir. Die Komplikationsrate ist somit erhöht und eine Demenz ist nicht auszuschließen, ebenso ist die Sterblichkeit erhöht. Eine einzige Pflegende als Bezugsperson, die versucht, den Tag-Nacht-Rhythmus einzuhalten, wäre von Vorteil.

Bart von Rompaey erwies in einer Studie, dass Ohrstöpsel, sprich Oropax, präventiv für ein Delir sind. Einzusetzen sind sie in der Nacht, somit wird die Geräuschkulisse reduziert und ein besserer Schlaf erzielt. Persönliche Gegenstände des Patienten, wie beispielsweise Fotos, geben Orientierung und helfen den Patienten im Delir wieder zurück ins Leben. Am meisten Sicherheit kann durch die Angehörigen vermittelt werden, weshalb die Pflegenden versuchen, Angehörige in die Pflege mit einzubeziehen. (vgl. Schmidl, 2014, S.9f)

5.2 Kommunikation bei LiS-Patienten

5.2.1 Allgemeines

Wie zuvor bereits erwähnt, werden durch eine Läsion des Hirnstamms eine Lähmung aller vier Extremitäten (? siehe Kommentar in der Einleitung) und die Unfähigkeit zu Sprechen hervorgerufen. Ausnahmen sind die vertikale Augenbewegung und das Blinzeln, die für die Kommunikation sehr wichtig sind. Ein Blick nach oben bedeutet zum Beispiel „Ja", einer nach unten „Nein". Kognitive Funktionen des Betroffenen werden vorausgesetzt, jedoch kann es zur Störung der Aufmerksamkeit oder des Erinnerungsvermögen kommen. (vgl. Schnakers, et. al., 2011, S.124f)

Um das Kurzzeitgedächtnis zu testen, wird ein modifizierter Test, der Ja/Nein-Antworten verlangt, verwendet. Es wird die Fähigkeit überprüft, inwieweit der Betroffene etwas behalten kann. Fünf bis neun Ziffern werden präsentiert, jeweils eine Sekunde lang. Anschließend werden entweder dieselben Ziffern nochmals genannt, oder es werden Sequenzen verändert. Der Betroffene muss sich Erinnern ob beide Sequenzen gleich waren oder nicht. (vgl. Schnakers, et. al., 2011, S.131)

Beim Langzeitgedächtnis wird der sogenannte „Doors Test" verwendet, um das nonverbale Gedächtnis abzufragen. Dieser besteht aus zwei Listen mit jeweils zwölf Fotografien von Türen (Liste A und B). Beide dieser Listen sind zu lernen und merken. Nach der Erinnerungsphase werden wieder zwölf Blätter vorgeführt, wo ein schon bekanntes Bild mit weiteren drei ähnlichen Bildern gezeigt werden Bei der Liste B ist dies schwieriger zu erkennen, da die falschen Bilder dem richtigen Bild noch mehr ähneln. angelehnt sind. Mittels eines Kommunikationscodes reagiert der Patient, sobald er ein Bild wiedererkennt. Die höchsterreichbare Punktezahl beträgt 24, diese ergibt sich aus der Summe beider Listen. (vgl. Schnakers, et. al., 2011, S.131f)

5.2.2 Kommunizieren per „Badekappe"

1964 schon schwirrte den Drehbuchautoren von Raumschiff Enterprise eine Idee in den Köpfen herum, die sie in den Film einbauten: Einem vollständig gelähmten Mann gelang es in dem Film, nur mittels Gedankenkraft ein Licht zum Blinken zu bringen. Damals eine Zukunftsvision, heute jedoch die pure Realität. (vgl. Wolf, 2014, S.1)

Gelähmte Menschen können so mit der Umwelt kommunizieren und einen Rollstuhl oder eine Neuroprothese steuern. Dies ist die unblutige, also nicht-invasive Variante der Computer-Hirn-Schnittstelle, die eine Verbindung zwischen Gehirn und einen Computer ermöglicht. Mittels einem Elektroencepahlogramm (EEG), das in einer Art Badekappe eingebaut ist, verbunden mit Kabeln, die zu einem Verstärker führen, wird dieses Verfahren durchgeführt. Innerhalb des Schädels werden durch Nervenzellen Spannungsschwankungen an der Kopfoberfläche erzeugt, die von dem EEG erkannt werden. Mithilfe eines Computers, der diese Hirnsignale herausfiltern kann, ist es möglich, jegliche Intentionen des Betroffenen widerzuspiegeln. Diese werden anschließend in Befehle umgewandelt, um beispielsweise die Armprothese zu steuern. Bisher sind nur einfache Bewegungen möglich, aber auch gesunde Menschen können eine Computer-Hirn-Schnittstelle steuern, zum Beispiel bei Spielen. (vgl. Wolf, 2014, S.1)

Niels Birbaumer von der Universität in Tübingen ist ein Pionier in Sachen nicht-invasiver Computer-Hirn-Schnittstellen. Schon früh begannen Birbaumer und seine Kollegen, über BCI (Brain-Computer-Interface) den Kontakt zu vollständig gelähmten Menschen, die auch des Sprechens nicht mächtig waren, herzustellen. Es werden dem Patienten Buchstaben in unterschiedlicher Reihenfolge vorgeführt. Sobald er einen Buchstaben hört, den er sagen will, verändert sich die Hirnaktivität. Der Computer erkennt die Buchstaben und fügt diese aneinander, sodass sie ein Wort ergeben. (vgl. Wolf, 2014, S.1)

Des Weiteren kann man auch die Hirnaktivität unter die eigene geistige Kontrolle bringen. Der Patient muss sich eine Bewegung vorstellen, somit erzeugt er eine höhere Frequenz der motorischen Areale. Steuert der Betroffene die Hirnfrequenz richtig, so wird er von dem Computer mit einem „Das hast du gut gemacht" belohnt, um die Motivation zu steigern. Damit wird erzielt, dass Patienten ihre Hirnwellen selber steuern. (vgl. Wolf, 2014, S.1)

1999 bereits wurde der erste Brief von einem Patienten über BCI veröffentlicht. Damals war das eine Sensation, jedoch brauchte man circa 20 Sekunden, um einen Buchstaben zu wählen. (vgl. Wolf, 2014, S.1)

Bei der Steuerung von Neuroprothesen werden durch gezielte elektrische Impulse mittels Elektroden auf der Hautoberfläche die Muskeln aktiviert. Der Impuls kommt wieder vom Gehirn, indem sich der Patient eine Bewegung vorstellt. So ist beispielsweise eine Bewegung der Hand möglich. (vgl. Wolf, 2014, S.1)

Flippern ist mit der Kraft der Gedanken ebenso möglich, damit machen sich die Wissenschaftler zunutze, dass man durch vorgestellte Bewegung bestimmte Hirnwellen beeinflussen kann, so ist eine Reaktion in Echtzeit möglich. Das Flippern ist nicht nur eine Spielerei, ganz im Gegenteil, man will mit dieser Methode betroffenen Menschen das Leben erleichtern. Mit diesem System sollten Rollstühle und Prothesen später gesteuert werden, auch sind Betroffene einem kleinen Spielchen, das zusätzlich die Hirnaktivität fördert, nicht abgeneigt. (vgl. Wolf, 2014, S.1)

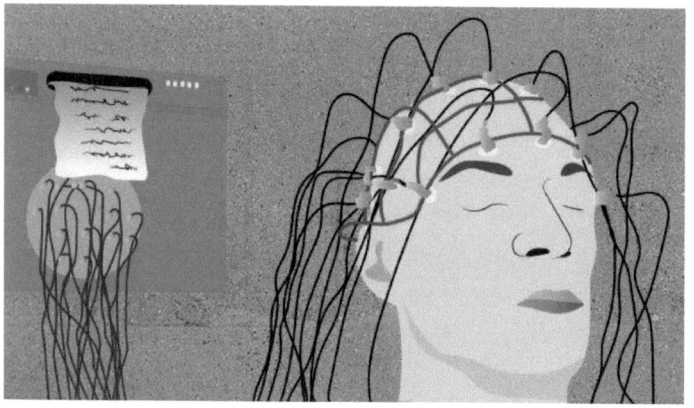

Abb. 1: Brain Computer Interface (Ufer, 2014, zit. aus Wolf, 2014, o.S.)

5.2.3 Zukunftsvision - Chip im Gehirn

Gelähmte Menschen gehen zu sehen, ist die nahe Zukunftsvision. Computer-Hirn-Schnittstellen mit Chips, die ins Hirn implantiert werden, werden entwickelt. Diese sollen elektrische Reize von Nervenzellen registrieren und sie weiter an den Computer leiten. Der Computer berechnet die Signale und gibt den passenden

Befehl an das sogenannte Exoskelett, eine Art Ganzkörper-Korsett, das der Betroffene trägt weiter. Somit können Gliedmaßen bewegt werden. Noch ist es eine Vision, doch es ist ein großes Ziel vieler Forscher, die sich mit dieser Thematik auseinander setzen. (vgl. Vogt, 2014, S.1)

Miguel Nicolelis, ein Pionier auf diesem Forschungsgebiet, bewies 2003, dass ein solches System funktioniert. Er implantierte einer Affendame einen Messfühler mit 320 Elektroden, die Spannungsfelder messen, welche durch Aktivität von Nervenzellen entstehen. Anfangs lernte das Tier mit einem Joystick einen Roboterarm zu steuern. Nach einer Weile reagierte der Roboterarm nicht mehr direkt auf den Joystick und irgendwann ließ die Affendame den Joystick los und lenkte den Roboterarm nur mittels ihrer Gedanken. (vgl. Vogt, 2014, S.1)

Risikofaktoren liegen natürlich auf der Hand, da es einer Operation am Gehirn bedarf. Hirnblutungen und Infektion sind nicht ausgeschlossen, noch dazu benötigt man ein Kabel, das Daten aus dem Chip nach außen leitet. Das dauerhaft offene Loch ist daher ebenfalls noch ein großer Risikofaktor. (vgl. Vogt, 2014, S.1)

Im Jahre 2012 implantierte John Donoghue einer Frau, die einen Schlaganfall erlitten hatte, ein Plättchen mit rund 100 Elektroden in jenen Bereich des Gehirns, der für die Steuerung der Arme zuständig ist. Der Dame gelang es nach intensivem Training, einen Roboterarm nur mit den Gedanken zu bewegen und sogar das Führen von einer Flasche vom Tisch bis zu ihrem Mund war ihr möglich. Jedoch konnte sie in nur vier von sechs Versuchen diesen Vorgang durchführen. Dennoch gilt es als ein großer Erfolg und die Zukunftsvision, einem gelähmten Menschen das Gehen zu ermöglichen, ist nicht mehr ganz so weit entfernt. (vgl. Vogt, 2014, S.1)

5.3 Die Geschichte von Karl-Heinz Pantke

Karl-Heinz Pantke ist 1955 geboren, vor seiner Erkrankung arbeitete er als Physiker in verschiedenen Hochschulen. In dem Interview, dass Karl-Heinz Pantke mit Manuela Heim führte, sagte er „aus dem Fenster springen kann man sowieso nicht". 1995 geschah es und zwar erlitt er einen Schlaganfall durch eine Embolie im Kleinhirn der seinen ganzen Körper lähmte ausschließlich die Funktion der Augen, eben das Locked-in-Syndrom. (vgl. Heim, 2012, S.24)

Sanitäter erklärten ihn für tot, Karl-Heinz Pantke bekam alles mit, was für eine absurde Vorstellung. Von einem Tag auf den andren lag er einfach flach, ungefähr ein Vierteljahr lang. Lange Zeit konnte er dies kaum wahrnehmen und dachte es sei ein Traum, ein schlechter Traum. Jeder kennt doch diesen Traum, indem er weglaufen will, aber es funktioniert nicht, ungefähr so fühlte sich Karl-Heinz Pantke für etwa 3 Monate lang. (vgl. Heim, 2012, S.24)

Über Wochen befand er sich alleine in einem quasi geschlossenen Raum wo man kaum den Himmel sehen konnte und obwohl er das volle Programm der Intensivstation miterlebte, berührte ihm dieses am meisten. Um diese Zeit so schnell wie möglich zu überbrücken, konzentrierte er sich voll und ganz auf seine Gedankenwelt, die sich in diesem Zeitraum fundamental verbesserte. Noch heute schreibt er im Gedanken Briefe, wenn er zum Beispiel warten muss und schreibt dies wenn er wieder am Computer ist nieder. Lesen war ja kaum möglich, da er ja keine Seite umblättern konnte, berichtete er im Interview. (vgl. Heim, 2012, S.24)

Seine Freunde haben ihm zum Glück wie einen normalen Mensch behandelt, was er innerlich auch war, nur konnte er es nicht äußern. Um mit der Außenwelt zu kommunizieren, wurde eine Buchstabentafel verwendet, die Buchstaben waren in Reihenfolge ihrer Häufigkeit angeordnet. Anfangs konnte er noch nicht mit dieser Tafel kommunizieren, da es ihm schwer möglich war einen Lidschlag zu tätigen, doch einige Tage später funktionierte es immer besser. Einer sagte von der Tafel die Buchstaben langsam vor, wenn ein Buchstabe kam den Karl benötigte, schloss er die Augen. Sein erster Satz den er mithilfe dieses Kommunikationsinstruments sagte war „was ist passiert?". Als er die Antwort auf seine Frage bekam, vergaß er diese auch sofort wieder, da er sie eigentlich gar nicht hören wollte. (vgl. Heim, 2012, S.24)

Ungefähr eine Portion Kaffeesahne ist in seinem Gehirn unwiederbringlich zerstört und der Rest des Gehirns arbeitet ganz normal, genau das zeichnet das Locked-in-Syndrom aus. Die Schädigung befindet sich jedoch genau dort wo die Nervenbahnen ins Gehirn übergehen. (vgl. Heim, 2012, S.24)

Herr Pantke lernte wieder Sprechen und Stehen, alles begann ganz langsam nur mit einem Finger. Die stationäre Rehabilitation zog sich über 2 Jahre. In der ersten Zeit war er von Depressionen geprägt, da er sich immer erinnern musste was er vor seiner Erkrankung alles konnte, es dauerte ungefähr ein Jahr bis er sich von diesen Gedanken lösen konnte. (vgl. Heim, 2012, S.24)

Karl-Heinz Pantke ist heute nicht weniger oder mehr glücklich als ein gesunder Mensch, man darf das Gefühl Glück nicht mit dem Gesundheitszustand verbinden. Sein Verein den er gründete im Jahre 2000 nachdem er sein Buch 1999 veröffentlichte hat Betroffene und nicht Betroffene befragt und verglichen. Beide Gruppen sind gleich unglücklich oder glücklich, da unterschiedliche Faktoren der Gruppen zählen. (vgl. Heim, 2012, S.24)

Für gesunde Menschen ist solch ein Zustand unvorstellbar, man sollte glauben Betroffene empfinden dies als unerträglich. Hoffnungen und Wünsche verändern sich mit den Möglichkeiten. Während ein Besitzer einer Bank von einer Millionen Euro träumt, träumt ein Arbeitsloser von einem 100 Euro Schein. Die Sichtweise ändert sich je nach Zustand des jeweiligen, deshalb lehnt Herr Pantke auch die Patientenverfügung strikt ab. Zu hundert Prozent von jemand abhängig zu sein, ist als Vorstellung eines Gesunden der reinste Horror. Karl-Heinz Pantke sagte, dass man sich so eine Überlegung in dieser Situation nicht ranlassen darf, sonst möchte man ja sofort aus dem Fenster springen, was ja im Locked-in-Syndrom nicht möglich ist. (vgl. Heim, 2012, S.24)

Um eine Tasse von einem Ort zum anderen zu befördern, benötigt er etwa zehnmal mehr Zeit als ein gesunder Mensch, dass stört ihm aber nicht, dafür ist er in der Schnelligkeit beim Denken den anderen um einiges voraus. (vgl. Heim, 2012, S.24)

Leider erleben nicht alle Locked-in-Syndrom Patienten so eine Besserung des Allgemeinzustandes. Herr Pantke ist hier ein Positivbeispiel, andere sitzen passiv im Rollstuhl und müssen rumgeschoben werden, ein Teil bleibt sogar stumm, da hat man dann wenige Möglichkeiten sich wieder ins soziale Umfeld zu integrieren. Eine Situation wie in einem Science-Fiction-Film. (vgl. Heim, 2012, S.24)

6. Schlusswort

Oberste Priorität ist ein Pflegepersonal mit ausgewogenem pflegerischem und medizinischem Wissen. Neben den fachlichen Qualifikationen, erfordert der Umgang mit Intensivpflichtigen Patienten, ein großes Ausmaß an pflegerischen Einfühlungsvermögen. Da ein Patient mit Locked-in-Syndrom nicht befähigt ist sich im Intensivbereich selber zu versorgen, ist er auf das Pflegepersonal angewiesen, die Körperpflege, Ernährung, Ausscheidung, Mobilisation und Prophylaxen zur Vorbeugung jeglicher Körperlicher Schäden, in die Hand nehmen. Dabei bleibt den Betroffenen gar nichts anderes übrig, als dem Pflegepersonal zu Vertrauen und das obwohl die sich in der Anfangsphase nicht kennen. Wenn man bedenkt wie lange man selber benötigt um einer Person zu Vertrauen, gibt dies einen zu bedenken. Die Pflege auf der Intensivstation von einem Locked-in-Syndrom Patienten zu einem anderen Intensivpflichtigen Patienten, unterscheidet sich kaum.

Es wird mittels Pflegekonzepten wie das Bobath-Konzept oder Basale Stimulation gearbeitet um den Patienten in dieser schweren Zeit zu unterstützen, zu fördern und Vertrauen aufzubauen, jedoch muss man dabei wissen, dass diese Konzepte sehr viel Zeit in Anspruch nehmen, die Pflegepersonen im Stationsalltag bedauerlicherweise kaum haben. Es gehen Prinzipien der jeweiligen Konzepte zugrunde, da sie nicht komplett durchgeführt werden können. Deswegen ergeben sich zur Theorie und den Stationsalltag gewisse Spannungsfelder, welche ein Umsetzen oftmals erschweren. Der Patient rückt immer mehr in den Hintergrund, da der administrative Teil, die Terminenge und der hektische Stationsalltag mehr zunimmt. Hätte man mehr Pflegepersonal, könnte man vor allem bei solchen Patienten gut eine eins-zu-eins Pflege benötigen, um deren Wohlbefinden zu steigern, die ja auch zur Genesung und zur positiven Motivation beiträgt.

Kaum ein anderes Krankheitsbild weist eine so schwere psychische Belastung auf wie dieses. Die Belastungsprobleme äußern sich durch die vollständige Abhängigkeit, Hilflosigkeit und die Unfähigkeit sich mitteilen zu können. Anfangs kann man das Locked-in-Syndrom kaum vom Wachkoma entscheiden, es dauert eine Weile um eine definitive Diagnose zu stellen. Da man mithilfe der funktionstüchtigen Augen des Patienten kommuniziert, die zu Beginn oftmals auch keine Reaktion zeigen, stuft man den Betroffenen als komatös ein und dadurch passiert häufig der Fehler, dass man den zu Behandelnden als Objekt sieht, wegen der Reaktionslosigkeit. Nicht nur der Regungslose Patient ist für die Pflege eine psychische Belastung, sondern auch die darunter leidende Familie erschwert der betreuenden Pflegeperson die Tätigkeiten. Vor allem wenn es einen jungen Menschen trifft, geht dessen Schicksal einem sehr nahe, was natürlich nur menschlich ist

Die Frage wie man richtig kommuniziert ist wohl beantwortet. Ob verbal, nonverbal oder mittels Hightech Visionen, die noch unscheinbar scheinen, jedoch nicht weit entfernt sind, kommuniziert wird obliegt jeden selber, wichtig ist nur, dass Patient und Pflegeperson dieselbe Sprache sprechen. Mit Sprache mein ich nicht nur die Länderspezifische Sprache, sonder auch die intellektuelle Sprache zwischen Pflegende und den zu pflegenden. Damit man weiß ob man Erwartungen des Patienten entspricht, ist eine genaue Beobachtung der Mimik, Gestik und Körperhaltung nötig. Darüber kann mehr vermittelt werden, als man im ersten Moment zu wissen glaubt.

Auch ob der Betroffene Schmerzen hat, erkennt man anhand dessen Beobachtungsfaktoren. Es obliegt also der Pflege die Bedürfnisse des Patienten zu befriedigen. Ist erstmals gegenseitiges Vertrauen aufgebaut, so wird die nonverbale Kommunikation beiderseits leichter verstanden und Pflegetätigkeiten können gezielter durchgeführt werden. Abschließend kann man sagen, dass es viele Möglichkeiten gibt um die Lebensqualität des Betroffenen so gut wie möglich zu verbessern beziehungsweise aufrecht zu erhalten. Was in Zukunft noch für neue Möglichkeiten auftreten steht in den Sternen geschrieben.

Literaturverzeichnis

Bender, A. et al. (2015). *Kurzlehrbuch Neurologie.* (2. Aufl.) wqgqw: Urban&Fischer.

Dammshäuser, B. (2012), *Bobath-Konzept in der Pflege. Grundlagen, Problemerkennung in der Praxis.* (2. Aufl.) München: Urban & Fischer.

Eggmann, S. (2014 April). *Frühmobilisation auf der Intensivstation – «wake up, get up and get out».* Physioactive. Verfügbar unter: http://www.intensivmedizin.insel.ch/fileadmin/intensivmedizin/intensivmedizin_users/pdf/2014_08_Physioactive_4_2014.pdf [Datum des Zugriffs: 30.04.2017)

Gerstenbrand, F. & Hess, C. (2011). Das Locked- in- Syndrom: Historische Betrachtung. Pantke, K. H. et al. (Hrsg.). (2011). *Das Locked- in- Syndrom. Geschichte, Erscheinungsbild, Diagnose und Chancen der Rehabilitation.* (1. Aufl.). (S. 13-29). Frankfurt am Main: Mabuse-Verlag.

Gumpert, N. (2017). Locked- in- Syndrom. [WWW Dokument]. Verfügbar unter: https://www.dr-gumpert.de/html/locked_in_syndrom.html [Datum des Zugriffs: 12.03.2017]

Hatz-Casparis, M. & Roth Sigrist, M. (2012). *Basale Stimulation in der Akutpflege. Handbuch für die Pflegepraxis.* (1.Aufl.). Bern: Hans Huber.

Heim, M. (2012, März). *„Aus dem Fenster springen kann man sowieso nicht".* Die Tageszeitung. Verfügbar unter: http://www.locked-in-syndrom.org/taz_2012_03_05.-pantke.pdf [Datum des Zugriffs: 06.05.2017]

Koßmehl, P. & Wissel, J. (2011). Klinik, Klassifikation und Ursachen des Locked- in Syndroms mit Hinweisen auf die funktionelle Anatomie und Gefäßversorgung. Pantke, K. H. et al. (Hrsg.). (2011). *Das Locked- in- Syndrom. Geschichte, Erscheinungsbild, Diagnose und Chancen der Rehabilitation.* (1. Aufl.). (S. 173-190). Frankfurt am Main: Mabuse-Verlag.

Loehnert, K. (2014). Ernährung und Verdauung. Brock, A. et. al. (Hrsg.). *Intensivpflege. Medizinische und pflegerische Grundlagen.* (1.Aufl.). (S. 82-95). München: Urban & Fischer.

Pantke, K. H. et. al. (2011). Verbale Kommunikation nach einem Locked-in-Syndrom. Pantke, K. H. et al. (Hrsg.). (2011). *Das Locked- in- Syndrom. Geschichte, Erscheinungsbild, Diagnose und Chancen der Rehabilitation.* (1. Aufl.). (S. 147-162). Frankfurt am Main: Mabuse-Verlag.

Schmidl, G. (2014). Kommunikation. Brock, A. et. al. (Hrsg.). *Intensivpflege. Medizinische und pflegerische Grundlagen.* (1.Aufl.). (S. 7-11). München: Urban & Fischer.

Schnakers, C. et. al. (2012). Kognitive Funktionen im Locked.in-Syndrom. Pantke, K. H. et al. (Hrsg.). (2011). *Das Locked- in- Syndrom. Geschichte, Erscheinungsbild, Diagnose und Chancen der Rehabilitation.* (1. Aufl.). (S. 123-145). Frankfurt am Main: Mabuse-Verlag.

Vogt, R. (2014). Der Chip im Gehirn. [WWW Dokument]. Verfügbar unter: https://www.dasgehirn.info/entdecken/brain-computer-interface/der-chip-im-gehirn-2772 [Datum des Zugriffs: 04.05.2017]

Völkl, E. & Krebs, J. (2014). Das Respiratorische System. Brock, A. et. al. (Hrsg.). (2014). *Handbuch Intensivpflege. Medizinische und pflegerische Grundlagen.* (1.Aufl.). (S. 142-182). München: Urban & Fischer.

Wolf, C. (2014). Kommunikation per Badekappe. [WWW Dokument]. Verfügbar unter: https://www.dasgehirn.info/entdecken/brain-computer-interface/kommunikation-per-badekappe-5774 [Datum des Zugriffs: 04.05.2017]

Abbildungsverzeichnis

Abb. 1: Brain Computer Interface (Ufer, 2014, zit. aus Wolf, 2014, o.S.)

BEI GRIN MACHT SICH IHR WISSEN BEZAHLT

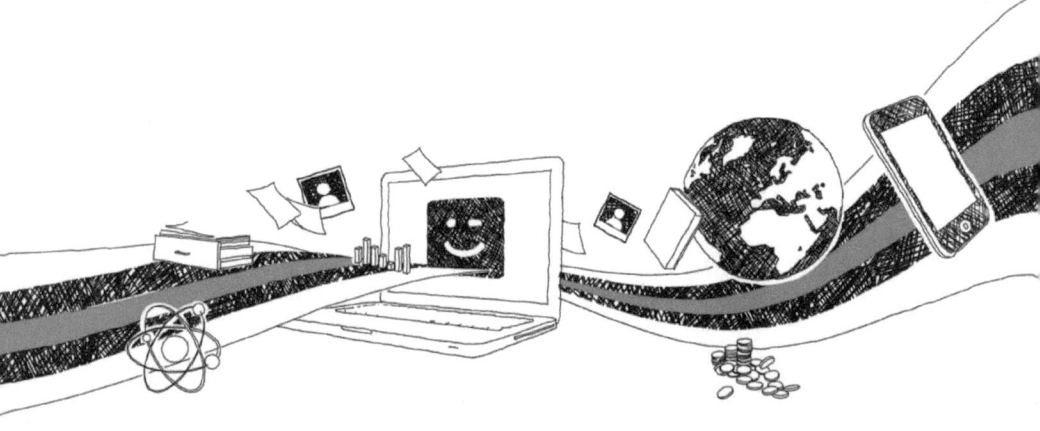

- Wir veröffentlichen Ihre Hausarbeit, Bachelor- und Masterarbeit

- Ihr eigenes eBook und Buch - weltweit in allen wichtigen Shops

- Verdienen Sie an jedem Verkauf

Jetzt bei www.GRIN.com hochladen und kostenlos publizieren

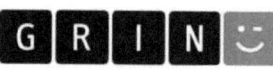